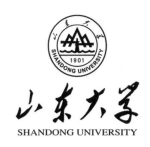

山东大学
SHANDONG UNIVERSITY

U0238423

闻令而动　雷厉风行　舍生忘死　逆行而上　众志成城　同舟共济　满怀信心　敢于胜利

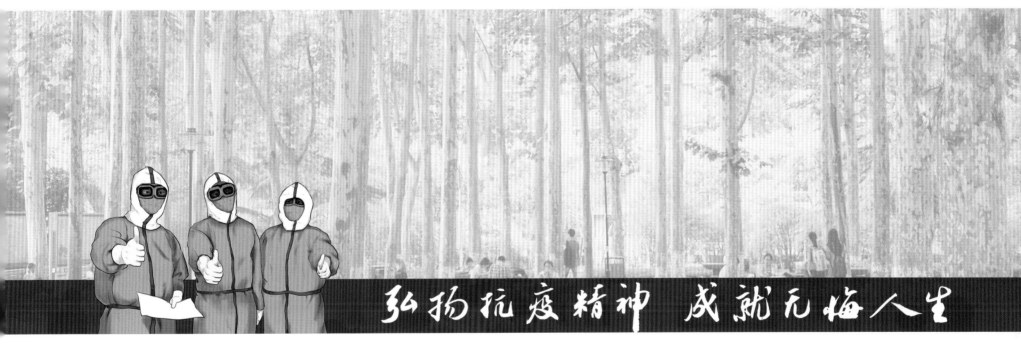

弘扬抗疫精神　成就无悔人生

山东大学党委宣传部　编

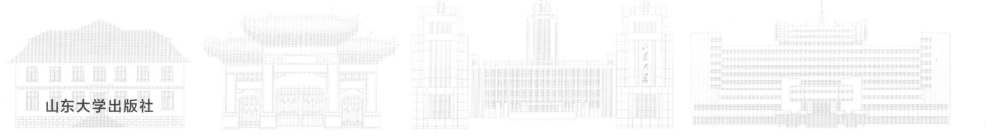

山东大学出版社

图书在版编目（CIP）数据

弘扬抗疫精神　成就无悔人生 / 山东大学党委宣传部编. —济南：
山东大学出版社，2020.7

    ISBN 978-7-5607-6641-6

    Ⅰ．①弘… Ⅱ．①山… Ⅲ．①卫生防疫-医疗队-先进事迹-山东
Ⅳ．①R197.2

中国版本图书馆CIP数据核字（2020）第111238号

责任编辑	张韶明
装帧设计	李洪羽
封面设计	杨　波

出版发行	山东大学出版社
社　　址	山东省济南市山大南路 20 号
邮政编码	250100
发行热线	（0531）88363008
经　　销	新华书店
印　　刷	济南华林彩印有限公司
规　　格	880 毫米×1230 毫米　1/16
	2.75 印张　60 千字
版　　次	2020 年 7 月第 1 版
印　　次	2020 年 7 月第 1 次印刷
定　　价	20.00 元

▌前言

　　2020年年初，一场突如其来的新冠肺炎疫情，给国家和人民带来巨大影响。疫情发生后，习近平总书记亲自部署，亲自指挥，亲自动员，要求各级党委和政府按照党中央决策部署，把人民群众生命安全和身体健康放在第一位，把疫情防控工作作为一项最重要的工作来抓，一系列重要指示，为我们抗击疫情提供了根本遵循和行动指引。

　　生命重于泰山，疫情就是命令，防控就是责任。在危难关头，山东大学齐鲁医院150名、山东大学第二医院145名医务员工心系国家、情系人民，积极主动响应党和国家号召，义无反顾、挺身而出，向危而行、向死而生，奔赴湖北战"疫"一线。他们不畏艰险、勇于担当，精心医护、精准施策，以舍身忘我的大无畏精神与疫情较量，以自己的实际行动把山大人的担当和奉献书写在荆楚大地，圆满完成了援鄂救治任务，打了一场大仗、硬仗、胜仗。

　　为生命"逆行"，向"逆行"致敬。为了表彰为援鄂抗疫作出突出贡献的先进集体和个人，山东大学于6月2日举行了援鄂医疗队表彰暨先进事迹报告会。报告会上，六位"最美逆行者"代表深情讲述了他们与时间赛跑、与病毒较量、与死神搏斗的故事。他们的身上，展现了一种众志成城、同舟共济的守望相助精神，一种闻令而动、雷厉风行的英勇战斗精神，一种满怀信心、敢于胜利的积极乐观精神，一种舍生忘死、逆行而上的英雄主义精神，这种用意志和智慧、担当和奉献铸就的"抗疫精神"，是新时期山大人精神的充分展现，是一笔弥足珍贵的精神财富，我们要倍加珍惜、发扬光大。

　　英雄的名字，我们的荣光。为了鼓励和号召全体师生医务员工崇尚英雄、学习模范、争当先进，学校将报告会有关内容整理成册，由党委宣传部、党委教师工作部牵头，在党委学生工作部、本科生院、研究生院、党委研究生工作部协助下编写了这样一本融媒体图书。让我们通过本书，重温援鄂医疗队员们经历的暖心时刻和感人故事，传承弘扬抗疫精神，把榜样的力量转化为当好主人翁、建功新时代的自觉行动，以"追求卓越、只争朝夕"的奋进姿态担当有为、干事创业，坚决打好常态化疫情防控持久战，积极推进学校改革发展各项工作，加快实现"由大到强"历史性转变，奋力开创中国特色世界一流大学建设新局面，为实现中华民族伟大复兴的中国梦作出新的更大贡献。

编　者

2020年7月

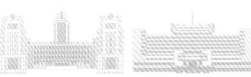

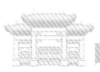

▌目录

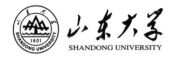

感动！致敬！来听山大援鄂国家医疗队员的战疫故事

　　英雄的名字，山大的荣光。6月2日下午，山东大学举行援鄂医疗队表彰暨先进事迹报告会，表彰为援鄂抗疫作出突出贡献的先进集体和个人，六位最美逆行者代表郝学喜、孙元婧、郭海鹏、周敏、曹英娟、马承恩先后作个人先进事迹报告。校党委书记郭新立、校长樊丽明出席活动并为受表彰者颁奖。

　　危急时刻，毅然逆行，共克时艰，不辱使命。新冠肺炎疫情暴发以来，山东大学齐鲁医院、第二医院共派出312名医务人员奔赴抗疫一线，其中援湖北队员295名。广大医务工作者积极响应国家号召，以维护人民群众生命安全和身体健康为最高使命，舍身忘我，英勇无畏，充分展现了山大精神，彰显了山大力量，作出了山大贡献。他们是全体山大人的榜样，是白衣天使，是新时代的英雄，是我们最可爱的人。

扫码查看
报告会视频

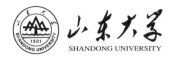

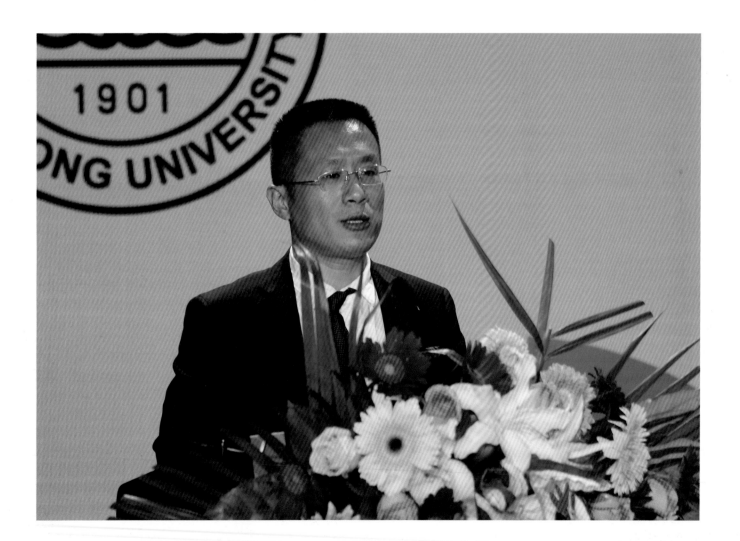

郝学喜

山东省第二批暨山东大学第二批援鄂国家医疗队队员
山东大学第二医院风湿免疫科副主任医师

扫码查看
郝学喜报告PPT

人生最厚重的爱是家国之爱

我是山东省第二批暨山东大学第二医院第二批援鄂国家医疗队队员郝学喜。1月28日，大年初四，我随山东省第二批援鄂医疗队驰援黄冈，我先在疑似病人救治点工作，后到普通隔离病区，再到重症监护病房，担任"山东二队"重症四组组长。

在大别山区域医疗中心，1月25日抵达黄冈的第一批援鄂医疗队中有我院4名同事，加上二批3人，共7人战斗在大别山。54天中，我们共参与救治患者411人，其中重症、危重症患者92人。

战疫，映照国人胸中厚重的家国之爱。这是一次洗礼、一次教育，让我备受鼓舞，成长颇多。

钻研是天职 践行是职责

面对突如其来的疫情，面对新型冠状病毒，我们都是新人。在前线，正确的决策，有时比一腔热血更有效，因为新的诊疗方案可以直接让病人获益。因此，钻研、学习、迅速作出新的治疗方案，变得至关重要。在浩如烟海的医学文献资料中查找有指导意义的、行之有效的诊疗信息，是一件很棘手的事情。我主动承担了这项工作。

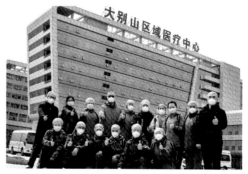

这是一堂必须完成的"速成课"。我以山东大学便捷强大的数据库做支撑，检索和阅读了大量关于新冠肺炎的相关资料，并将一些行之有效的方法运用到实际治疗中。同时，将检索到的实用信息分享到专家组，然后与专家一起讨论、研究，总结出更实用的诊疗方案应用到全队的医疗工作中。

此外，我还时常利用上下班途中或以线上的方式开展小范围讲座，向医疗队员讲解最新诊疗方案和最新业务知识。

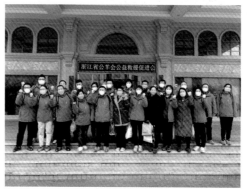

"速成课"初战告捷。2月11日上午，黄冈大别山区域医疗中心第一例妊娠合并新冠肺炎患者出院了，这也是山东省援鄂医疗队治愈的首例妊娠合并新冠肺炎患者。作为主治医师，我全程参与和主持了这位准妈妈的治疗。在线向我们医院的产科医生请教、每晚有针对性地查阅文献资料，是这个病例成功救治的关键。

"速成课"效果明显。2月28日凌晨，重症四组为生命垂危的患者老范进行了俯卧位通气治疗，这也是山东第二批援鄂医疗队首次应用专利器具成功实施俯卧位通气治疗。这次治疗中用到的关键辅助器具——俯卧位通气体位管理垫，是多年临床经验的结晶，山大二院拥有自主知识产权。其主要发明人"90后"护

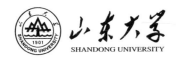

士宋淳，就在我们重症四组。相关新闻引发了媒体的广泛关注，新华社、《光明日报》、山东广播电视台等中央、省级媒体先后进行报道。

没有哪个医护是全知全能的，但每一名医护都是全心全意的。

当患者病情出现各种变化时，我们就要按照全能的要求，努力做好救治。我想，这不仅仅是一名医护人员的追求，也是山东医疗队和山大二院的科研力量和医疗实力。

团结是一种向上的力量。我们在战疫中学习成长，彼此依赖又相互感动。

家国之爱，是以天下为己任的担当与情怀

"万众一心，紧跟党走，朴诚勇毅，不胜不休。"山东和湖南支援黄冈的医护组成尖刀部队，实现了患者、专家、资源、救治的集中，应收尽收，应治尽治，恪尽职守，奋勇争先……

每回看到大军浩荡赴荆楚的画面，总忍不住心潮翻涌！从年过八旬的老院士，到"95后"的年轻人，向危而行，向死而生，是谁给予这勇气，给予这力量？

是家国之爱，是以天下为己任的担当与情怀。

2月15日，春雪初上，大地更显清冷。三十年来，我第一次收到父亲一笔一画给我写来的家书，内心暖流奔涌。

在这个更多依靠手机、微信传递信息的时代，在抗击疫情的前线，能够收到他的家书，真的相当意外。记忆当中，父亲从来没有给我写过信。千山万里外，风雪天地间，他用最传统的方式倾诉着于国于家于子的深沉之爱。

面对着窗外白茫茫的大地，我的眼前浮现出父亲铺陈信笺、凝重下笔的模样。

父亲的家书，让我在最艰险的环境里深深地体会到，人生最厚重的爱正是中国人身上源远流长的家国之爱。

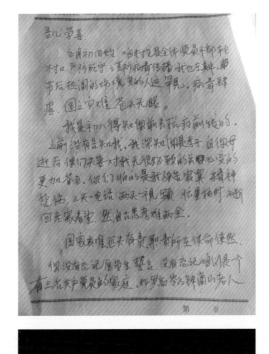

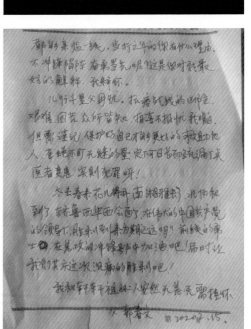

爱的种子在孩子心中萌芽

众志成城抗击疫情，每个人关于家的概念在不断升华。在某个瞬间，我突然明白了那句歌词——家是最小国，国是千万家。

2月16日，一批崭新的设备到位，山东二队开辟重症病房。啥也不说，干就完了！我们重症四组，管理起病区里最富挑战性的病例。

2月21日，我收到了6岁女儿的"礼物"。幼儿园停学不停课，老师布置作业，让孩子画一幅画。女儿想爸爸了，对着手机里我的照片，画下了我在前线值班时的情景。

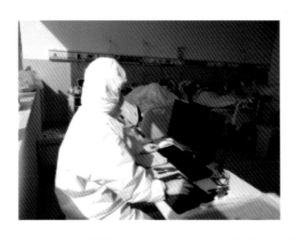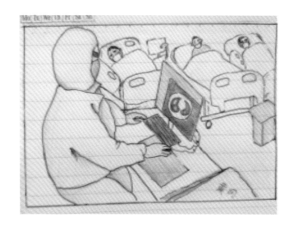

看着画面中的自己，我的内心软作一团。女儿没有画我的脸和表情，也许，她忘记了我的模样；也许，是防护眼罩挡住了孩子的视线；也许，孩子幼小的心里明白了些什么……防护服可以隔绝病毒，但不能隔绝我们的爱！

后来，女儿告诉我，爸爸是在前线救人呢，爸爸是在做一件特别伟大、特别了不起的事情。

我想，爱的种子已在她幼小的心灵里生根发芽。这是一种传承，更是一种信念。这种信念，在我们的医疗队里处处可见，无论是"60后""70后"，还是"80后""90后"。

我们在同一个战场，我们有同一个信念。

3月21日，我们代表山东完成了史上最难的"黄冈试卷"，并顺利返回济南。

回望黄冈，已是千里。在岁月沉淀中，我明白，正是无数人的勇敢逆行，以家国之爱汇聚成中华民族磅礴向前的时代力量。这力量支持着我们，激励着我们，代代传承，生生不息。

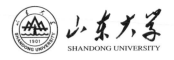

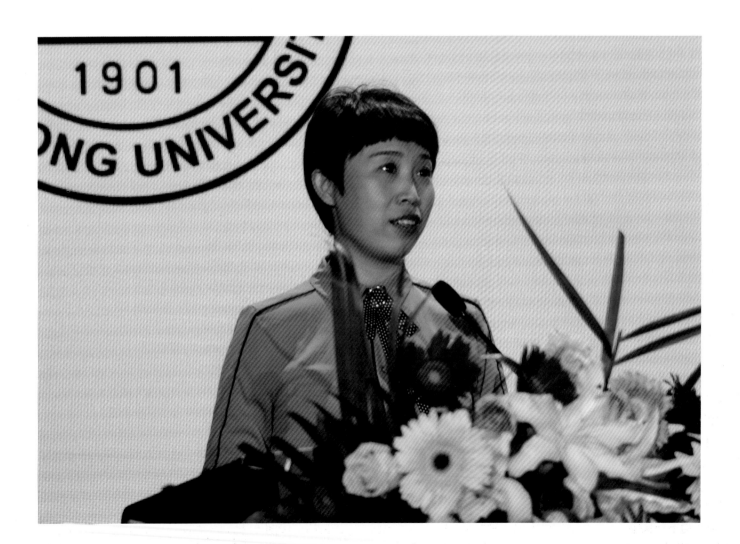

孙元婧

山东省第六批暨山东大学第二医院第四批援鄂国家医疗队队员

山东大学第二医院消化内科主管护师

扫码查看
孙元婧报告PPT

▌在那52个日夜里，我的所失所得所守

　　我是山东省第六批暨山东大学第二医院第四批援鄂国家医疗队队员孙元婧。自2月9日奔赴武汉疫区，入驻危重症新冠肺炎患者收治点——同济医院光谷院区，在与危重症患者面对面的52个日夜里，我害怕过、失眠过、大哭过，同时也勇敢着、坚强着、乐观着；在与三岁半的女儿千里分离的52个日夜里，我焦虑过、纠结过、自责过，同时也豁达着、思念着、自豪着。

那些逝去的，让我更加敬畏每一个生命

　　同济医院光谷院区专门收治危重症患者。52个日夜，每一天，我们都要和死神赛跑。有时，需要一棒跑到底；有时，是无数医护人员不敢懈怠地接力、接力、接力。

　　和死神的赛跑，有些路程我们并不一定会赢。但是，哪怕会输，我们仍要全力以赴。

　　我的病人当中，有一位大叔，我们叫他老徐，我陪伴他走过了漫长而又艰苦的42天。他的眼里是对生命的极度渴望，而我们要做的，就是坚定他一定能跑过死神的信心。

　　老徐是和他的儿子一同来住院的，在此之前，他的老伴因为新冠肺炎不幸去世。他在楼上病房，他的儿子在楼下病房，两人互相成为彼此的支柱。

　　每天，我都鼓励他和他的儿子视频连线，他的乐观激励着他的儿子。

　　每天，我都要求他好好吃饭，增加抵抗力。他吃得格外努力，那样子看上去能吃得下一头牛。

　　每天，我都帮他把鼻导管粘在鼻翼上，让他在睡觉的时候也能呼吸氧气。

　　死神不是那么轻易就会被战胜的。2月14日，老徐憋喘得厉害。2月17日，老徐不得不用上无创呼吸机。面罩带上去的那一刻，我看到他努力调整呼吸，随着送气，一张一弛地呼吸，他在极力配合着机器！他强烈的求生欲望正是我最想看到的，因为人机配合好是呼吸机发挥最大效用的前提。

　　2月20日，我上夜班，这天他很不好，即使用着无创呼吸机，依然很糟糕！他的各项指标大幅度下滑，所有的体力都用来努力维持呼吸，连话都没有力气讲了。插管，上大呼吸机！我帮老徐摆好姿势，备好负压，所有人员三级防护，汗水和雾气，在那个紧张的夜晚格外多，大家面对面站着，却认不出对面的人！老徐挺了过来。

　　每天交完班，我都第一个去看老徐，看一看这个坚强的父亲。他被冰冷的机器围绕着，呼吸机、监护仪、营养泵、输液泵、微量泵、血滤机、吸痰机……而我们重复着吸痰、口腔护理、管道护理、

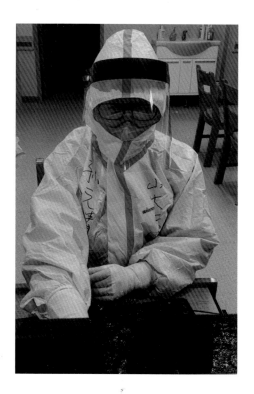

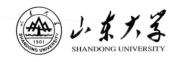

皮肤护理，每天帮他擦两次脸，洗一次脚，每天帮他翻不知道多少次身体，每天数不清清理了多少次大便。

3月8日国际妇女节，我们女同胞每人得到一枝康乃馨。大家捐了出来，带到病区，送给病人。我也给老徐摆了一束，我想告诉他，花开了，春天就要来了！3月10日，又值夜班，交完班，我习惯性地去看老徐。突然，我发现老徐睁开了眼睛，看着那一束康乃馨。我拍他，大声叫他，跟他摆手，听到我喊老徐，很多值班的护士都过来给他加油，我的眼泪一下子就涌了出来。我想告诉他：别放弃，他的儿子还在等他，每一个生命都有一个春天在等他！

老徐最终还是用尽了自己的最后一分力气，而他的儿子却继承了他骨子里的坚强和乐观，最终战胜了死神，康复出院了。

面对死亡，虽然惋惜和难过，但我们必须坚强。

那些得到的，让我更加尊崇我的职业

我的病人中，还有一位60岁的阿姨，她和她的哥哥，以及90岁的母亲，都是新冠肺炎危重患者，母子三人同住一个病区，彼此却不能见面。

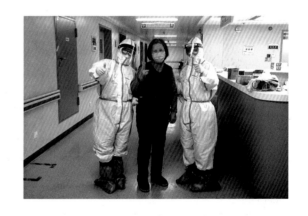

有一天，我们全队抢救她的哥哥，这一天，阿姨哭得就像个孩子，她求我们，她说："你们不要再浪费时间救我了，先管我哥，我哥不能死！"为了不让我们有顾虑，阿姨甚至写下了一份免责声明。面对这份亲情的挚爱，我们能做的就是，竭尽所能保护每一个无价的生命。我告诉她：我们在，就绝不放弃任何一个生命！

其实，阿姨的病情也很重，即使带着高流量的吸氧管，指标也不理想，她想把充电器插到床头的充电板上，就这么简单的一个动作，都得喘息半天。

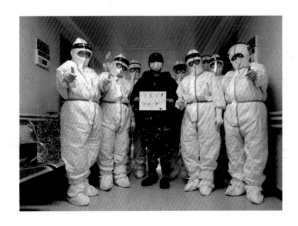

生活中的一切事情，都是我们护士来帮她。但是，让人不解的是，她却开始"疏远"我们。当我帮她冷好温水，要喂她吃药的时候，她大叫着："离我远一点儿。"我以为她对我有什么不满，犹豫着又向前迈了一步，她向后躲闪着，一只手捂在她的口罩上，另一只手不住地冲我挥，不停说："离我远一点！你离我远一点！我自己来！""摘了口罩有那个什么气溶胶，会传染你的，我这条老命不值钱了，你们可还年轻着呢。"这次我没有听她的，径直走上前去，帮她喂了药。她哭了，不再说话。我告诉她："我是山东来的，我是山大二院的，我们是护士，我们敢来武汉就不怕！"

她的母亲，90岁高龄，患有阿尔茨海默综合征，犯起病来，谁的话都不听。为了帮她带上监护仪，我们四五个人上阵，哄着、劝着，每次都要半个小时。更难的是喂她吃饭，老奶奶经常闹脾气，有时候生起气来会用她的拐棍儿乱抽乱打，曾经把喂她吃饭的护士的面屏都抓掉了，防护服都差点被抓破。

　　看着老太太那布满皱纹的脸，看着她像个孩子一样到处寻找亲人的眼神，看着她因为紧张而充满防备紧攥着的双手，我们耐下心来，像哄宝宝一样哄她。后来，每次吃完饭，老太太都要握我们的手，偶尔还会说一句"好吃"（武汉话）。就是这一句"好吃"，让我们增添了无穷的动力。这么难搞的病人我们都搞定了，还有什么困难解决不了呢？

　　在我们的精心呵护下，阿姨和老奶奶都康复出院了，送他们出院的那一刻，我特别有成就感！白衣执甲，大概就是指这一刻战胜死神的豪迈气概吧。

那些所坚守的，让我更加懂得负重前行

　　回顾我在武汉抗疫一线的52个日夜，那是4492800秒的坚守。

　　初到武汉的日子不忍回忆，天气阴冷，水土不服，物资缺乏，从刚开始的忐忑不安到后来的从容面对，背后是每一个医护人员的负重前行。其实，我们每一个人都何尝不是在别人的负重前行下"岁月静好"着，并转而在职责担当中为他人负重前行着。

　　这次疫区之行，我第一次看见长江大桥，第一次真正感受到了"一桥飞架南北，天堑变通途"。飞架南北的何止是长江大桥，还有我们无数有理想、有情怀、有担当的奋斗者所架起的为民桥、连心桥。

　　在武汉的日子，我总能想起初入大学校园时，神圣的南丁格尔誓言：终身纯洁、忠贞职守……

　　今天，在这里和大家一起回顾我在武汉抗疫一线的52个日夜，我有所失，有所得，也有坚守。

　　失去的，让我更加敬畏每一个生命；得到的，让我更加尊重这份职业；坚守的，让我更加懂得负重前行。

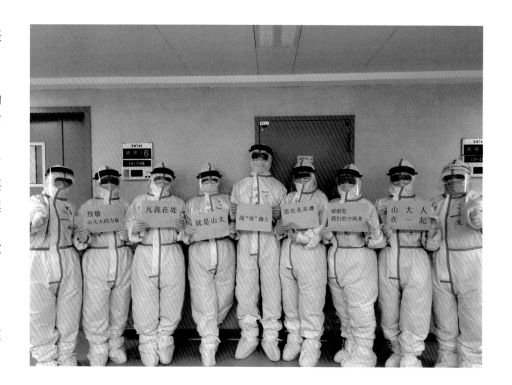

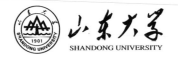

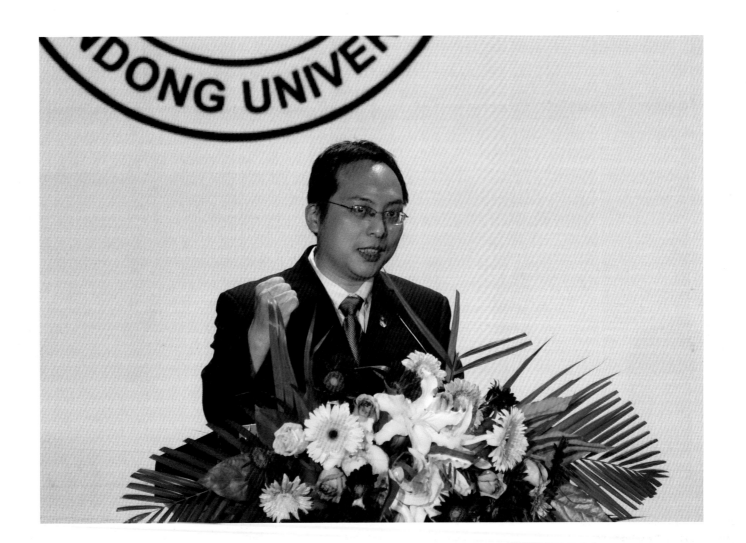

扫码查看
郭海鹏报告PPT

郭海鹏

山东省第五批暨山东大学齐鲁医院第四批援鄂国家医疗队队员
齐鲁医院ICU主治医师

▌医学世家五代传承 逆行出征仁心大爱

我是郭海鹏，是山东大学齐鲁医院重症医学科的一名医生，也是一名中共党员。2020年2月我主动请战，有幸随山东省第五批暨山东大学齐鲁医院第四批援鄂国家医疗队，奔赴武汉大学人民医院东院区，参与新冠肺炎患者的一线救治工作。

父亲挺我战瘟神

2月6日晚，农历正月十三，我接到医院通知，第二天上午紧急集合出征武汉。时间紧迫来不及告别，怕影响父母休息，又怕让老人担心，便熬过零点才悄悄给父亲微信留言。

第二天收到父亲回复时，我已坐上赶往机场的大巴。父亲虽然担心，却非常支持我，他在微信中这样写道："收到你驰援武汉的消息，我忐忑不安！你是独生子，明知山有虎、偏向虎山行，我怎能不担心……瘟神病害笼江城，华夏九州魂魄惊。疫情肆虐现已夺走数百人的生命，数万人受害……国家有难，匹夫有责，越是艰险越向前，爸妈支持你成为一名逆行者！"

我们家人五代从医，我从小就在爷爷和父亲身边耳濡目染。父亲作为一名骨科医生，在他的岗位上默默奉献了三十余年，时时刻刻以行动诠释着医者的光荣与责任。坐在大巴车上的我，远望窗外，泪眼模糊。心中感恩于父亲的教诲，感谢于父亲的理解，感动于父亲的慈爱，更感叹于父亲的大义与决绝！

我是一名共产党员，也是一名国家培养的医生。2016年国家公派哈佛大学博士后，三年未归，其间错过了姥爷的出丧、母亲的手术、女儿的成长、儿子的出生……

2019年底刚回国三个月，便赶上疫情，我毅然选择奔赴武汉。忠孝不能两全，作为一名父亲，我要用实际行动告诉孩子们什么是"有国，才有家"！

方言手册解难题

医学之父希波克拉底说过，"医生有三大法宝，语言、药物、手术刀"。言语的慰藉一定程度上甚至胜过药物，援鄂工作中我对这一点感悟颇深。

进驻武汉的第二天，进行病区交接时，费剑春领队和李玉队长发现重症病房中老年患者较多，且不会讲普通话，医疗队员又听不懂武汉方言。这大大增加了医患沟通的难度，给临床诊疗及医嘱执行都造成了极大的不便。

为确定词汇发音，我向武汉大学的老师和同学寻求帮忙。为了便于学习，我又联

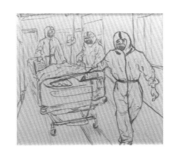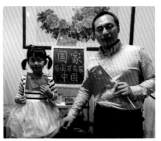

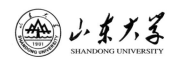

系武汉的专家录制了音频，驻汉48小时内火速编撰完成《国家援鄂医疗队武汉方言实用手册》和《国家援鄂医疗队武汉方言音频材料》。

2月9日15时，手册和音频材料发送到每一位医疗队员手中。"拐子"是哥哥，"莫和不过"是不要害怕……宣传部的同事们将手册传到网上后，这本由齐鲁医院援鄂医疗队主编的《武汉方言手册》迅速走红，央视新闻、《人民日报》、新华网、学习强国等30余家媒体平台先后转载，被誉为"战时方言密码本"和"武汉方言齐鲁解决方案"，许多网友说，看着看着就笑了，笑着笑着就哭了。

重回武大救病患

此次战斗的地方，正是我硕士博士求学之地。武汉大学求学数载，师友们的教诲帮助，成就了我的医学梦想。鸦有反哺之义，羊有跪乳之德。自毕业以来内心一直有种"空缺"，后来我明白那是"一种感恩的情怀"。站在这片培养过我的土地上，心中不由地多了一份责任和使命。奋战在武大人民医院，师兄弟姐妹同处一个战壕，我的内心充满了力量。

你以性命相托，我必全力以赴！"80后""90后"，成为此次抗击疫情的主力军，年轻人在用他们的实际行动告诉大家，我们这代人，有我们自己的担当！

两个月的时间里，我善待每一名患者，视他们如家人，仔细观察病情，用心制定诊疗方案。"有时去治愈，常常去帮助，总是去安慰。"让医学绽放人性的光辉是每一名医者的不懈追求。记得一位86岁抗战老兵刘爷爷，来到我们病区时病情非常严重，医疗队决定采用无创呼吸机治疗。可老人内心恐惧，不愿配合。我们便反复沟通，详述利害，不断鼓励。为尽量减少不适感，我们一直陪在老人身边，快速置换鼻导管和加压面罩，实时调整呼吸机参数。刘爷爷很快掌握了正确的呼吸方法，氧饱和度逐渐恢复正常。看着老人喘憋逐渐缓解，安详地熟睡，我内心才松了一口气。

国家援鄂医疗队武汉方言实用手册（2020年2月9日第二版）

第一部分　称谓常用语

序号	武汉方言	普通话	发音备注
1	自个儿	自己	zi ga
2	老特儿	爸爸	
3	老俩	妈妈	lao liang
4	拐子	哥哥	
5	老亲爷	岳父	
6	老亲娘	岳母	
7	舅辫子	小舅子	
8	嗖嗖	叔叔	

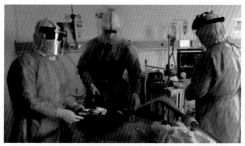

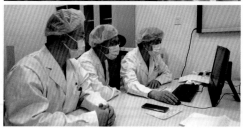

齐鲁标准显担当

如果说武汉大学赋予了我基本医学知识与医者素养，那么山东大学和齐鲁医院，则让我成功实现了合格医生的职业蜕变。山东大学"为天下储人材，为国家图富强"的家国情怀和齐鲁医学"博施济众、广智求真"的人文理念，已深深渗透在我们的血脉之中。

此次抗疫工作中，我们始终牢记习近平总书记"把人民群众生命安全和身体健康放在第一位"的嘱托，全身心投入到病患救治工作中，用行动树立"齐鲁精神"，用智慧凝练"齐鲁方案"，用生命贡献着"齐鲁力量"。

我所在的ICU医师团队，自愿加班加点，主动肩负起重症病人呼吸机调试、容量评估、感染控制、循环支持及大抢救等高危操作和救治任务。面对危重病人已形成一种条件反射，看到了就要冲上去。3月17日晚，再次转来一名重症患者，气管插管机械通气，镇静、心衰肾衰，休克，血压60/30mmHg，恶性心律失常，濒死边缘，紧张忙碌救治一夜后，患者病情终于稳定。而当我们迎着月色走出污染区时，已是凌晨1点。

气管插管，医生直面患者口腔，声门打开，大量病毒随飞沫喷溅出来，感染的风险近在咫尺。麻醉科副主任吴剑波挺身而出，毫不畏惧，与同事通力合作插管急救。一个、两个、三个……一个个重症患者在呼吸机的支持下转危为安。而此时吴主任远在山东的母亲，却因突发脑血管疾病不幸去世。煎熬、焦灼、苦楚与无奈……这位与死神以命相搏的汉子坐在值班室抱头痛哭，哭得像个孩子，那哭声撕扯着病区里每个医护人员的心。至亲离世的痛苦，我们感同身受。然而国家有难，我们顾不上擦干眼中的泪水，顾不上收拾悲痛的心情。第二天，吴主任便毅然踏入污染区，继续和我们一起并肩作战！

为了提高治愈率、降低死亡率，医疗队的专家们先后拿出《新冠肺炎山东专家共识》《疑似病例诊断专家共识》《山东大学齐鲁医院新冠肺炎防控策略与实践》《防控手册》《感控与护理管理手册》等一批代表山东智慧的齐鲁标准。这些由医疗队员们积极探索出来的临床防、诊、治的新方法、新技术、新方案，充分展现了"国家队"医院的责任与担当。

医疗队积极参与国家科技部重点研发计划，"公共安全风险防控"重点专项，新冠药物筛选与评价。申报国家自然科学基金和新冠应急攻关课题20余项，完成国家级药物筛查研究5项，为新冠治疗指南的修订贡献了齐鲁力量。

"苟利国家生死以，岂因祸福避趋之。"在党和国家的统一领导指挥下，医疗队齐心协力奋战60天，顺利完成了上级交给的一线救治任务。

敬畏生命，救死扶伤，甘于奉献，大爱无疆。"选择医生，就选择了一生的奉献。"疫情摧不垮中华儿女的意志和信念，危难关头挺身而出，让党旗高高飘扬在抗疫一线，用坚守与大爱谱写一曲曲铿锵有力的战疫之歌。

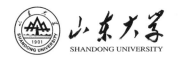

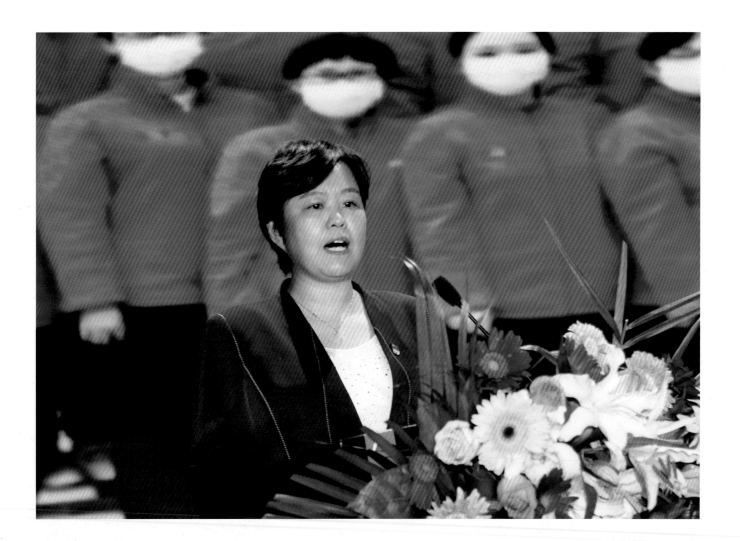

周敏

山东省第五批暨山东大学齐鲁医院第四批援鄂国家医疗队队员
山东大学齐鲁医院心外科重症监护室护士长

扫码查看
周敏报告视频

守护生命，践行誓言，传递温暖，点亮希望

我是周敏，作为一名齐鲁医院的护理人，我有幸随山东省第五批暨山东大学齐鲁医院第四批援鄂国家医疗队驰援武汉。

在武汉这60个日日夜夜里，我真切感受到使命、责任、担当、坚守和感恩！我们有抢救生命的惊心动魄，有护理患者的温情，更有"招之即来、来之能战、战之能胜"的豪情！大家用生命守护生命，用行动践行誓言，用温暖传递温暖，用希望点亮希望！

用生命守护生命

在武汉，我们全体医疗队员始终牢记习近平总书记"把人民群众生命安全和身体健康放在第一位"的嘱托，视病房如战场、视病人如亲人，日夜坚守在临床一线。

新冠肺炎重症患者病情危重、变化快，常常合并多器官功能衰竭，治疗手段极其复杂，对护士的专业技能要求非常高。患者的治疗、生活、心理和感染控制甚至垃圾的包装清理、腹泻患者的粪便处理，都需要护士亲自来完成。穿上密不透风的防护服，再戴上两层手套、N95口罩和护目镜，对护士的生理和操作技能都是巨大的挑战。不要说高流量氧气吸入、无创有创呼吸支持、血液滤过、中心静脉护理等等，就连静脉穿刺、采集血标本、吸氧、雾化吸入等这些熟悉的常规操作，医护人员都要承受诸多风险和困难。应该说，护理团队是本次任务中最苦、最累的团队。

但我们也是最能打硬仗的团队！到达武汉不久，我们就要整建制接管病区，看到我征询的目光，团队里的孔娟、胡诗诗、陈默、时晓慧毫不犹豫，第一批冲入"红区"，去面对可以预料但是又充满未知的挑战！

前三周是最艰难的一段时间，病房边改造边接收病人，队员们陆续出现状况，头晕、恶心、呕吐，血压高、心率快，脸部、头顶出现压痛、破溃，当我心疼地为她们抹药，考虑着怎么调班时，听到的却是她们笑着说："没事，护士长，我换个地方压。"

连轴转地六班倒，很多队员失眠严重，就悄悄吃镇静药助眠，保证精神饱满地去上班；护目镜的雾气蒙蒙，大家想尽各种办法，齐心协力找到了护目镜不起雾的方法；当听到有别的医疗队员在缓冲区晕倒，副护士长们第一时间将急救箱整理好放在缓冲间门口。小组长们对我说，"护士长，不管多忙多累，我们会第一时间让不舒服的队员离开隔离区"；主班护士们对我说，"护士长，我会隔着玻璃看着队员脱完防护服"；感控护士们对我说，"护士长，我会在缓冲区门口等着，看队员出来"……团结友爱，奋进争先！我要求一个一，他们做到十！在这场没有硝烟的战斗中，是每一个队员的付出成就了我们这个"最强护理团队"。

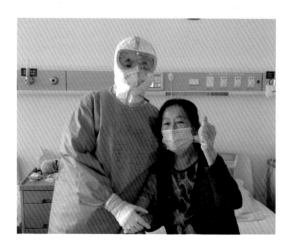

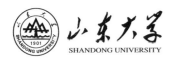

用行动践行誓言

"共产党人时刻听从党的召唤"，这是党对共产党员的严格要求，也是我们每一位共产党员的高度自觉。在工作中，医疗队全体党员牢记学校和医院党委对我们的要求，50名党员同志佩戴党徽、亮出身份、冲锋在前。

为了更好地发挥党组织在援鄂一线的战斗堡垒作用，医院党委在第四批医疗队组建时，同步成立了临时党支部，我担任支部副书记。抵达武汉后，临时党支部举行了成立仪式，我们面对党旗，高举右拳，重温入党誓词，那一刻，我们再次深切体会到，这80个字是需要用生命去守护、用一生去践行的。

在工作中，大家虽然身处艰苦危险的环境，但都沉着应对着各种风险挑战。我们有自告奋勇进入隔离病房为患者进行气管插管的党员；有无惧感染风险为急性尿潴留患者紧急实施导尿术的党员；有自己患病却"轻伤不下火线"的党员；有牺牲休息时间亲自为患者制作营养餐的党员；有总是冲在感染风险最高的病区、扛起重担的"90后"年轻党员；有年近60岁却依然与年轻人一样"拼命"的老党员……无论是咽拭子采样、气管插管、机械通气吸

痰、俯卧位通气、CRRT治疗等高风险操作，还是在日常治疗和护理过程中，大家时刻铭记党员使命，用自己的实际行动诠释着对党和人民群众的无限忠诚和热爱，点点滴滴之间，处处彰显着齐鲁风采和齐鲁精神，打造了一座疫情防控阻击战中牢不可破的战斗堡垒，在最危险、最紧急的关头让党的旗帜在援鄂一线高高飘扬！

党员们的行动与担当，也深深感染了周围的普通医护人员。短短几周，医疗队中涌现出一大批向党组织靠拢的积极分子，共有80名医疗队员在前线郑重地向党组织递交入党申请书，有10名同志在抗疫一线"火线入党"，成为光荣的中共预备党员。

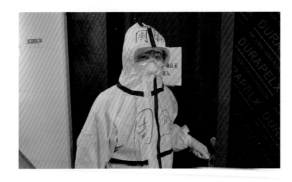

用温暖传递温暖

山东省第三批暨山东大学齐鲁医院第三批援鄂国家医疗队员许霞医生在日记中说"……我们和患者之间隔着层层防护服、护目镜、面屏，患者根本无法看清我们的脸，感觉彼此很遥远，但我们的心很近。""面对这可怕的、冰冷的疫情，患者比我们更恐慌，我们就应该去用心温暖这些病人。"是呀，医疗队带来了党和国家的温暖，带来了山东人民、山东大学和齐鲁医院的温暖，使我们团结一心战胜"瘟神"。

有一位94岁高龄的新冠肺炎患者刘奶奶，记得她来的那天是个风雨交加的夜晚，情况并不乐观，咳嗽频繁、憋喘非常严重，离不了氧气支持，还有高血压，需要绝对卧床。当我想要靠近帮助她时，她使劲挥手，让我避开，并将头偏向一边，那一刻我心里难受极了。这是老人怕传染我啊！老人精神状态极差，不愿沟通，拒绝一切治疗。我们就联系老人的儿子与她视频，并对她加强生活照顾，仔细清理擦洗、喂水喂营养粥，安抚情绪，像对待老小孩一样陪伴着老人。慢慢地，刘奶奶终于不再像初来时那样一言不发，而是打开了话匣子。当得

用希望点亮希望

知老人想吃青菜肉丝面时，我高兴的心情难以言表……起初那个不太配合治疗的冷面人，变成了一个积极乐观的好朋友，临出院前，她还在病房给我们表演了一段"健步如飞"。90多岁的老人啊，从她的身上，我们不由地感叹着生命力的强大。

相信我们的每一个医疗队员在出发去武汉时都想象过烈性传染病患者的样子，但是一进病区，看到患者无助和渴望的眼神，大家立刻就把他们当作自己的朋友、家人，去倾听他们的牢骚，安抚他们的情绪，为他们饭食不合口味而操心，为他们病情反复而担忧……一次次病床旁与患者的握手，一声声"来，盖个章"的鼓励，医疗队员们用自己的方式陪伴着这些患者渡过疾病的难关，医患间通过眼神传递着温暖。

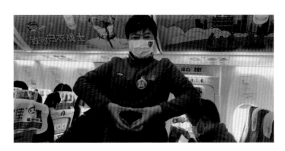

随着一位位患者病症从重到轻，再到痊愈出院，我们也收获了充满感激和信任的目光，收获了"连花清瘟牌"感谢信，收获了患者竖起的大拇指。我想，这就是患者对我们"齐鲁人"最好的肯定。那一刻，我们由衷地感到，所有的付出都是值得的！

4月21日，我们结束14天的隔离休整，再次回到熟悉的学校和医院，我拥抱着亲爱的同事和家人，感到无比轻松和踏实：终于到家啦！当喜悦的泪水洒下来，我知道后方的你们并不容易，感谢学校，感谢医院，感谢亲爱的同事们，是你们给我们运送物资，替我们照料家人，让我们可以毫无牵挂地投入到抗疫斗争中。

这是一场没有局外人的斗争，你，我，他，我们都用自己的努力去点亮患者生的希望，点亮大家战胜疫情的希望，点亮国家山河无恙的希望。

经此一疫，铭记终生！我愿将这份希望永远地传递下去！

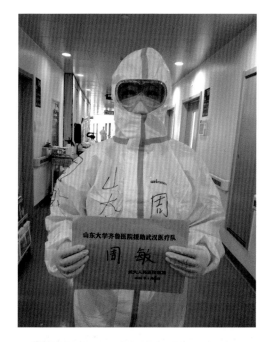

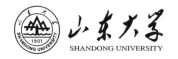

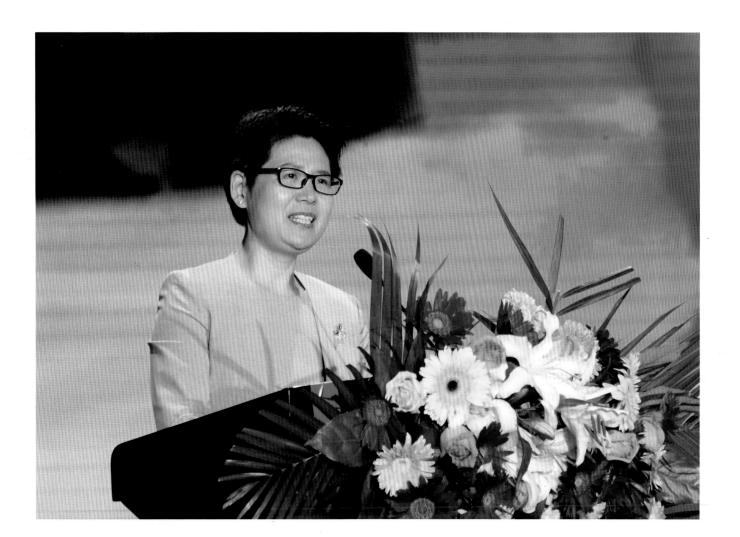

曹英娟

山东省第五批暨山东大学齐鲁医院第四批援鄂国家医疗队副领队
时任山东大学齐鲁医院护理部副主任

扫码查看
曹英娟报告视频

▌守卫生命健康　诠释医者担当

　　我是山东大学齐鲁医院护理部副主任、山东省第五批暨山东大学齐鲁医院第四批援鄂国家医疗队副领队、护理队队长曹英娟。

　　2020年初，突如其来的新冠肺炎疫情打乱了我们的节奏。作为医疗战线的"国家队"，山东大学齐鲁医院积极响应习近平总书记和党中央号召，落实国家卫健委、省委省政府、山东大学工作部署，先后派出四批医疗队共150人，白衣执甲，逆风而行，向险驰援。其中，第一、二、三批医疗队与省内其他医院同事共同编队，合力救治500余人；第四批医疗队131人整建制接管武汉大学人民医院东院两个重症病区，累计救治患者164人，开展核酸检测756次，治愈出院患者中年龄最大的94岁。我们是山东省在武汉坚守时间最长，救治重症及危重症患者最多，最后撤离的一支医疗队，圆满完成了党和国家交给我们的光荣任务！

国有危难齐鲁在　白衣浩浩赴荆楚

　　1月24日，农历除夕。

　　医院向全体干部职工发出支援湖北的倡议，号召大家迅速投入到防控疫情、抢救生命的最前沿。

　　倡议发出后，全院职工踊跃报名、积极请战。一张张按满红手印的请战书像雪片一样飞向防控指挥部。不到24小时，医院就收到集体请战书近百份，个人请战书近2000份。

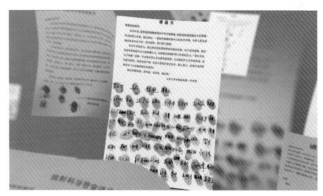

　　这就是齐鲁速度、齐鲁精神、齐鲁担当。

　　1月25日大年初一晚上，齐鲁医院首批医疗队5人衔令出征，奔赴黄冈市大别山区域医疗中心。

　　1月28日，第二批两人加入大别山区域医疗中心战队。

　　2月2日，第三批12人支援武汉同济医院中法新城院区。

　　2月6日晚，在接到组建国家医疗队的紧急通知一小时后，一份131人的名单飞报北京国家卫健委；第二天，医疗队驰援武汉。

　　疫情当前，国难当头，医疗队员放下家庭的牵挂，放下生死得失的考量，义无反顾、奔赴战场、救死扶伤。

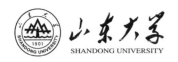

山川携手国无恙

2月7日下午5点，当运送第四批医疗队的客机徐徐降落武汉天河机场，队员们正在等待领取行李时，对面来了一支身穿紫红色队服的医疗队。

于是便有了两队队员的隔空喊话：

"你们是哪个医院的？"

"山东大学齐鲁医院的。"

"我们是华西医院的。"

"加油！"

也便有了那段为亿万国人所热捧、振奋人心，至今还令人热血沸腾的视频。

"东齐鲁、西华西"武汉相遇，许多网友留言："王炸来了，中国必胜！"

"山川携手，国必无恙！"

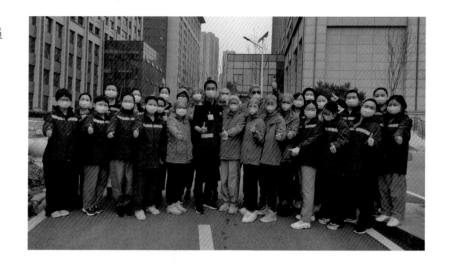

攻坚克难显身手　齐鲁标准治病患

尽管出发前对即将面临的风险和挑战，已经做了充分的思想准备，但当我们到达武汉、黄冈时，所面临的困难还是让我们始料不及。

两个重症病区，80位新冠肺炎患者，中老年患者占百分之七十至八十，大多伴有严重高血压、心脏病甚至终末期肝病、恶性肿瘤等基础性疾病——按照国家相关规定，每个重症患者需配备0.8名医生，3名护士，这样一来，两个病区满负荷运转时至少需要64名医生、240名护士，而我们只有30名医生，100名护士，还不到规定人数的一半……

患者病情的危重，环境的简陋，人员的紧缺，物资的匮乏，所有这些都意味着我们的救治工作要在艰难中起步。但我们坚信，办法总比困难多。因为疫情原因，我们所在院区绝大部分医辅和后勤人员都在家隔离，每个病区只有一个负责收集污染垃圾的清洁员，所以医疗队员在开展救治的同时，还必须兼做他们的工作——打扫卫生、搬运设备、补充药品，订餐、喂饭、处理大小便、清洁护理皮肤等，每一项工作我们都认真做好。我们用真心传递真情，以坚守诠释担当。

全体医疗队员满怀对湖北人民的深情厚谊，牢记习近平总书记"科学防治、精准施策"的要求，秉持齐鲁医学"博施济众、广智求真"的精神，攻坚克难，在最短的时间内制定"齐鲁方案"，救治患者生命。

经过探索和反复实践，我们还制定了《山东大学齐鲁医院援鄂医疗队感控与护理管理手册》，这一"齐鲁标准"被推广应用于武汉大学人民医院东院区新冠肺炎临床防治一线。武汉大学人民医院东院区的护理工作受到孙春兰副总理的赞许和肯定。

用温情打破疫情的坚冰

厚厚的防护服隔断的是病毒，隔不断的是医患之间浓浓的温情。温情融化了疫情的坚冰，拉近了我们与患者的距离，也让我们感受到了来自病友真诚的信任和深沉的爱。很多病友虽然看不见医务人员长什么样子，但每当看到他们明亮的眼睛，总能准确叫出队员的名字。

一位60多岁的患者，经积极救治，病情大为好转，他坦诚地说："如果我的孩子学医，我绝不让他来这里。但你们来了，给了我第二次生命，我一定将你们这种大爱传递下去。"后来，他的女婿从方舱医院出院，在他的鼓励下，两次捐献康复者血浆。还有一位病重的50多岁女患者，她是武汉的一位医务人员，没想到这次也被感染了，作为医务人员，她了解自己的病情，本以为自己时日不多，连后事都交代了，甚至为自己备好了寿衣，当时，她的心情沮丧到极点。但是，在我们的精心治疗、护理下，她的病情一天天见好，出院前一天，她饱含深情地说："都说新冠病毒没有特效药，我说你们的微笑与鼓励就是最好的特效药。"

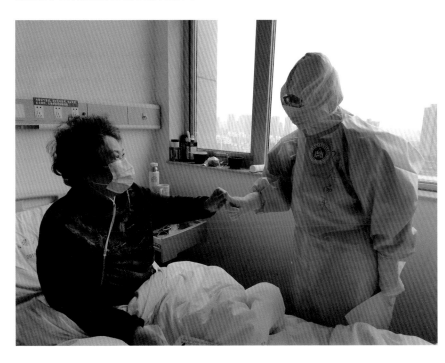
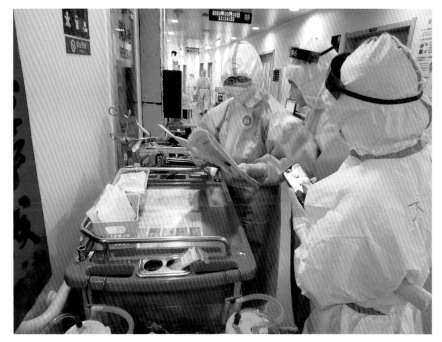

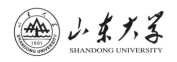

岁月静好 离不开后方的奉献

"你们守护生命，医院守护你们和你们的家庭！"这是出征前医院领导给我们吃下的定心丸。抗疫期间，医院领导定期走访慰问医疗队员家庭，除了将日常所需的粮油蔬菜等生活必需品和防护用品送到家中，还建立了"点对点、一对一"的联络服务制度，开展了"居家守护"等志愿服务关爱行动，实实在在把温暖和关怀传递到每一位前线将士家中，给了我们最大的慰藉。

因为，家人的安好是我们这些远征人心中最大的牵挂；同样，我们的安危也是他们心中最重的惦念！

我的母亲80多岁了，患有高血压、心脏病，我怕她担心，就没有把去武汉的事告诉她。后来别人告诉她我去武汉了，她不相信，直到看到媒体采访我的视频……此后我们聊天，我也没有告诉她实情，她也假装不知道，默契地没有打破彼此之间那份原有的安宁、祥和。

对家人存有的不仅仅是牵挂，还有愧疚。

我爱人在齐鲁医院做宣传工作，每天忙得脚不沾地，疫情期间几乎每天都工作到晚上十一二点。双方的老人年龄都很大了，我出征到武汉，照顾家庭的重担就全落到了他肩上。

危险的疫情、繁重的工作，让我内心有很多焦虑、担心、恐惧的负面情绪，聊天时有时把持不住，就会把这些"垃圾"无端地发泄给他，他总是默默承受着。

岁月静好，有逆行者的坚守，也有家人的奉献！

平平安安去 健健康康回

从出征武汉到现在已经100多天了，但出征时的情景却依然历历在目。忘不了与家人、同事的依依不舍，忘不了隆重庄严的出征仪式，更忘不了郭新立书记和樊丽明校长的殷殷嘱托："要平平安安去，健健康康回，我们在济南等你们平安凯旋。"这是嘱托，是期盼，更是命令。

我是医疗队副领队，是护理队的队长，我带着大家平平安安地去，也要带着他们平平安安地回。为确保队员"零感染"，每天我都会对将进入隔离区的队员反复交代："穿脱防护服的时候一定要小心"，"防护装备不到位不能进隔离区，有不舒服要第一时间报告出隔离区"，"要休息好，吃好饭，让自己的免疫力保持最佳状态"……看着这些"80后""90后"青春洋溢的身影，把他们安全带回家的意识就更加强烈。

这样的叮嘱每天都会重复上百遍。就因为不停地唠叨，队员们还给我起了非常暖心的绰号"班主任""曹妈妈"。我必须保护好他们，亲手把他们完完整整地交回到他们的父母、孩子、妻子、丈夫身边，平安回家一个都不能少，这是"曹妈妈"的职责。

4月6日，我和130名战友，完成任务，挥别为之战斗了60天的武汉，平安回家。

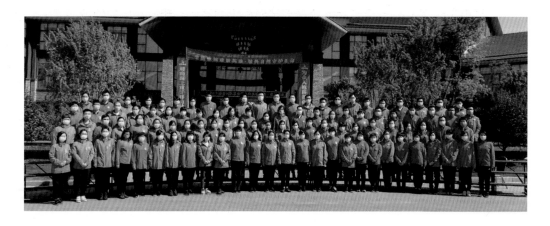

静静的爱永留人间

在疫去春来的时节，我们深切地怀念一位战友。平安回家对于我们每一个人来说都是再平常不过的事了，但对她来讲却成了一个永远也不能实现的梦，她回家的脚步停留在离家只有一步之遥的地方。她就是我们的静静！我们活泼可爱的静静，我们勤劳勇敢的静静，也是我们每天都感伤怀念的静静！

新冠肺炎疫情发生以后，张静静第一时间主动请战，驰援湖北。她在援鄂手记中写道："在武汉封城的第一时间，我选择'不计报酬、无论生死、奔赴前线'，因为作为医务工作者，在祖国需要我们的时候，有义务为祖国筑起一面盾牌，为人民架起一座长城。"

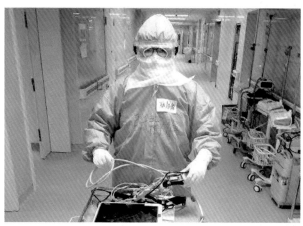

在黄冈期间，她始终牢记救死扶伤的铮铮誓言，在尽职尽责做好医护工作的同时，参与制作了《大别山区域医疗中心护患沟通本（山东医疗队）》，为有效解决医患之间的语言障碍发挥了重要作用。她用大爱守护生命，始终以内心炽热的温度融化时间的冰冷，被患者喻为"暗夜里的一束光"。

"愿以吾辈之青春，守护这盛世之中华。"张静静用生命践行了她的初心和誓言，她是齐鲁好儿女、山大好职工。静静地来，静静地走，静静的爱，永留人间。

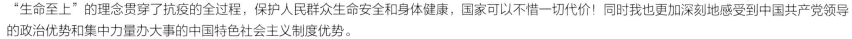

经历了这场没有硝烟的战争，经受了血与火的洗礼，我感触最深的就是"人民至上""生命至上"的理念贯穿了抗疫的全过程，保护人民群众生命安全和身体健康，国家可以不惜一切代价！同时我也更加深刻地感受到中国共产党领导的政治优势和集中力量办大事的中国特色社会主义制度优势。

多难兴邦，天佑中华。我坚信，在中国共产党的正确领导下，我们伟大的祖国必将走向更加文明、富强、繁荣、昌盛的美好明天！

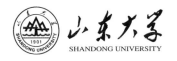

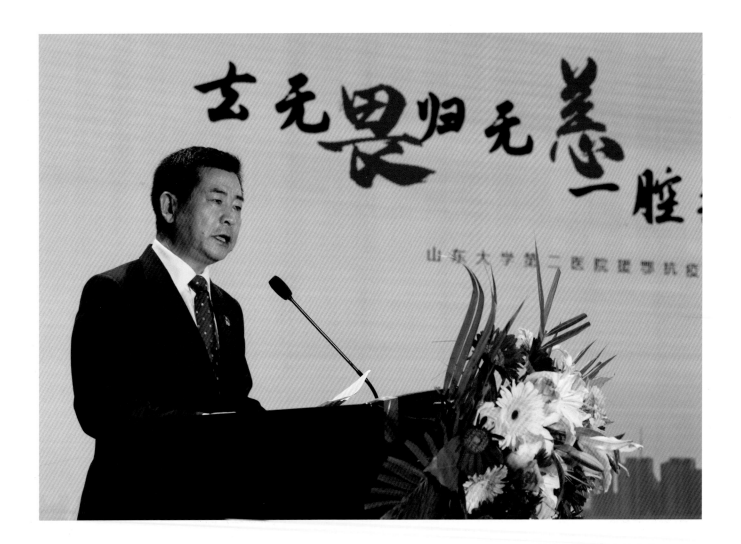

马承恩

兼临时党支部书记
山东省第六批暨山东大学第二医院第四批援鄂国家医疗队队长
山东大学第二医院重症医学科主任

扫码查看
马承恩报告PPT

▍去无畏归无恙 一腔铁血书丹心

我是马承恩，担任山东大学第二医院第四批援鄂抗疫国家医疗队队长兼临时党支部书记。

庚子年初，新冠肺炎在全国蔓延。山大二院领导、职工闻令而动，积极主动报名请缨。从大年初一开始，医院先后派出四批共145名医疗队员驰援湖北。前两批7名队员在黄冈大别山区域医疗中心工作，第三批7名队员在武汉同济医院中法新城院区工作。2月8日晚，山大二院接到上级指示后，在一小时内组建了第四批131人的援鄂抗疫国家医疗队。我们带着山东省委刘家义书记和山东大学郭书记、樊校长送行时的嘱托，肩负着全省人民的期望，2月9日出征武汉。

走进未知的战场，抱着慷慨赴死的决心

从来就没有从天而降的英雄，只有挺身而出的凡人！队员们把国家的需要作为自己的责任，把疫情当作命令，舍小家、顾大家，不顾生死、不计报酬，勇敢地奔赴武汉抗疫一线，没有什么能阻挡住队员们逆行的决心和脚步！

出征时有的队员孩子只有18天，有的孩子还没有断奶，有的取消了已经订好的婚期，有的顾不上父母年迈体弱，更有的做好了牺牲的准备，把银行卡和密码交给弟弟，嘱托弟弟照顾好父母。谁无父母妻儿？谁不想一家人在一起享受天伦之乐？疫情面前，我们不是想做英雄，是骨子里的血性让我们义无反顾地走上战场，国家需要，湖北人民需要，我们就得冲上去！没有二话！

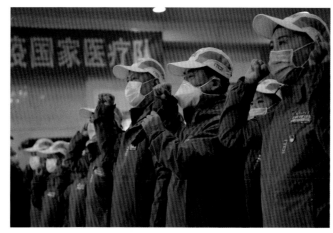

我今年59岁，再过一年多就该退休了，自己身体并不好，患有8种疾病。但是疫情当前，作为重症医学的专家，奔赴抗疫一线，是我的职责和使命，我责无旁贷！年三十我就向医院报名请战，领导考虑到我身体不好，没有批准。医院组建国家医疗队时，我又郑重地向院党委手写了请战书。我在请战书中写道：即使付出生命的代价，也在所不辞！

"同舟共济，众志成城，山大二院，不辱使命！"出征前我带领队员们郑重宣誓，大家胸中翻涌着战斗的豪迈，但面对未知的战场，我们也有着莫名的悲壮！

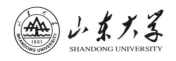

走进未知的困境，迸发"一腔铁血"的丹心

出征时，正是疫情初期，很多困难都是难以想象的，可以说，一旦走进武汉，就是走进了一个未知的困境。在这样的困境里，队员们勇敢顽强，迸发出了"一腔铁血"的丹心。

到达武汉的第二天上午8点，医疗队携带ECMO等大批医疗物资，整建制接管了同济医院光谷院区的一个重症病房。晚上10点，第一批19名病人陆续进入病区，他们见到我们的第一句话就是"大夫，救救我！"听着这一句句期盼的话语、看着那一双双渴望的眼神，队员们心情都非常沉重，都默默地下定了决心：一定要尽全力治好每一位病人。他们立即投入了紧张有序的战斗，个个都变成了飞毛腿，一刻不停地匆匆忙碌着。忙活了大约近3个小时，病人们都得到了妥善治疗。这时，我看到队员们有的靠在墙上仰着头大口喘气，有的坐在地上耷拉着头，有的趴在护士站吧台上，个个都疲惫不堪。我更是感到胸闷、憋喘，队员们劝我赶紧出隔离区休息，但是我想，我不能走，我得给他们压阵，有我在，他们心里就有底，于是我一直坚持到安顿好第二批10名病人才离开隔离区。

程燕护士长后来说，忙完第二批病人，她想吐的感觉再也压不住了，满满一大口食物涌了上来。她赶紧闭紧嘴，把涌到嘴里的呕吐物咽了回去，吐了两次，她都硬生生地咽了回去！她说："我要是吐出来，防护服就被污染了；我们的防护物资那么紧张，不能浪费。"我听了，又心疼又后怕，因为她这样做很容易导致误吸、阻塞气道，后果难以想象。

那天直到凌晨2点多，我和几位队员才离开医院，初到武汉没有接送车辆，我们只好步行回酒店。从地图上看，医院到酒店7.1公里，走了一会儿我就坚持不住了，又冷又饿、又困又乏，腿好像不是自己的了，我对护理部副主任董红说："董主任，我实在走不动了。"她们只好扶着我，走一会儿，歇一会儿。走着走着下起了雨，风雨交加、寒风刺骨，冻得我们瑟瑟发抖，样子特别狼狈。等回到酒店，已是凌晨3点多了，第二天还要早起继续战斗，那天晚上，我们只休息了不到3个小时。那一夜的经历，现在还历历在目，想起来就要掉泪。

这场胜利来之不易！队员们是靠着医者仁心，拼尽全力得来的！

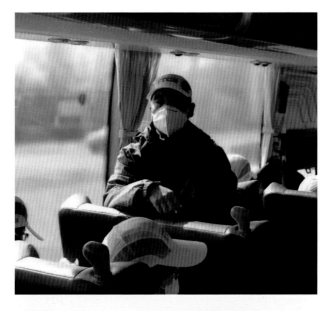

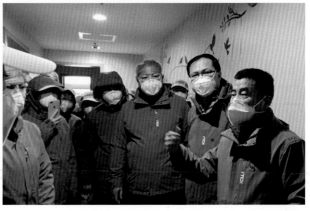

走进未知的病区，付出大医至善的仁心

医疗队接管的是重症病区，危重病人多，救治任务重，面对重任，队员们选择了担当；面对风险，队员们选择了无畏；面对未知的病毒、未知的考验，队员们付出了大医至善的仁心。

为了提高治愈率、降低病亡率，队委会制定了集中优势兵力重点管好危重病人的原则，成立了危重病人救治小组和专家组，对危重患者重点交接班、重点讨论救治方案；党员干部带领队员，想方设法为病人提供最好的治疗。

我们都知道，第一个班是任务最重、风险最大的，大家心里都没有底。但是共产党员来超同志坚定地说：我是共产党员，我们组先上！53岁的老党员许伟华教授，患有视网膜出血等疾病，但她以身作则，冲锋在前，队员生病了，作为组长的她就自己顶上去，由于劳累，她两次眼底出血，但却没有耽误一个班。魏峰涛领队，在病区连续工作三十几个小时，实在累得坚持不了，才在椅子上打个盹，被誉为医疗队的"拼命三郎"。

工作的前几天，防护用品非常紧缺，防护服型号不全，护目镜不合格、鞋套紧缺，高大队员暴露较多，增加了感染的风险，但队员们没有被吓到，他们没有等、靠、拖，而是土法上马，用塑料袋做面屏和鞋套、把不合格的护目镜用胶带贴住等土办法，尽可能减少队员暴露，为的就是能及时进入隔离区，不耽误病人的救治。

气管插管和采集咽拭子是风险系数最高的操作，被称为与病人跳"贴面舞"。操作过程中病人呛咳产生的气溶胶，会直接喷溅到队员的脸上。但是，队员们没有退后半步，而是勇敢地与患者面对面，精心做好每一次操作。气管插管小分队的谢坤、冯昌，被大家形容是离"死神最近的人"，他们就像扫雷的战士，明知前面有雷，但必须心无旁骛地前进！

还有6位80岁以上的老人，生活不能自理，全靠护士一口一口地喂饭维持营养。一天一天，队员们像对待亲人一样坚持了下来，使老人们都顺利康复出院。

69岁的老徐，患有多脏器功能衰竭、胃瘫，为了保证他充足的营养，必须置空肠管。但在没有胃镜及X光指导的情况下，这项技术不仅难度大，而且风险高，因为在置管的过程中，患者很容易呕吐，甚至出现心脏骤停。董红副主任胆大心细，成功为老徐盲插置入了救命的空肠管。

为了挽救一位肾脏等多脏器功能衰竭的病人，医疗队紧急抽调人员成立CRRT团队，边工作边培训。新队员遇到困难，顾不得正是三更半夜，打电话向老队员请教。团队克服种种困难，治疗30天，为患者转入ICU继续救治赢得了宝贵的时间。

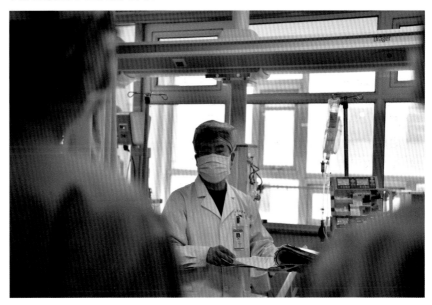

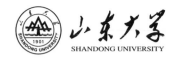

走进未知的考验，激活无限潜能的内心

在援武汉期间，队员们都遇到了前所未有的困难，恐惧、孤独、想家、想孩子、老人生病、饮食不习惯、压力大、生物节律被打乱、休息不好，队员们焦虑失眠，体质下降，大家不知道能否安全回来，这是一场未知的考验，如何确保队员"零感染、无意外"，是摆在医疗队面前的艰巨任务。

医疗队设立了专职感控员，成立了感控小组，向全体队员提出了"将感控刻进骨子里"的口号，不允许任何一个马虎的行为，不放过任何一个细微的漏洞。有一次，一名护士长穿好防护服正准备进入隔离病房，感控员突然发现，她的防护服上有一个小黑点。难道这是一个小洞？感控员下意识地冲过去，抓住她的肩膀把她拽了回来。仔细一看，那果然是一个针眼大小的小洞。如果发现不了，那数以万计的病毒就会乘虚而入了！护士长倒吸了一口冷气说："幸亏你火眼金睛啊"。

援武汉期间，医疗队先后近20名队员出现过发热、甚至腹泻。有一次，一个护理组有3名护士同一天内发烧，并且都在38℃以上，在那种环境下，发热就意味着被感染的可能性极大，队委会天天提心吊胆。为此，我每天晚上花费近2个小时，为队员建立健康档案，询问队员病情，分析发热原因，指导用药和检查，还组织我院专家为队员进行了会诊。庆幸的是，队员们最终全部安然无恙。

援武汉期间，队员们激发了无限的潜能。我也在这场考验中，创造了无数个"最"。

身为队长和临时党支部书记，我想方设法提高治愈率、降低病亡率，时刻为医疗队的管理、支部工作、病人的救治和队员的健康操心。可以说，在武汉这50多天为医疗队操的心，比我这50多年操的心都多。为了把精力全部投入到对患者的治疗中，我把医疗队之外的所有微信群全部设

为免打扰，成了最冷酷无情的医疗队长。我也是服药最多、风险最高的医疗队长。由于患有多种基础病，我每天要服用十几种药物。负责我们病区的同济医院护士长得知了我的健康状况后忍不住哭了，她不止一次地对我说，"马主任，你千万不能再进隔离区了，在外面指导就行。"但是这么多重病人，我不进去怎么能行呢！由于长时间劳累、休息不好，我身体严重透支，站立十几分钟腿就发软，一直是坐着工作。有一次，我站了好几次都没有从椅子上站起来，董红赶紧把我扶起来，我对她说："董主任，我觉得我坚持不到最后了，我可能要永远留在武汉了。"董红一边哭一边安慰我："主任，不会的，我们一定能回去的。"有的队员看到我天天疲惫不堪，心疼得大哭，有的队员主动给我送去亲手做的鸡蛋羹，队员们为了减轻我的压力，都在尽自己最大的努力工作着。即使大家这样照顾我，在病人清零的那天，我的心绞痛加重了，队员们给我上了心电监护，含化硝酸甘油、服用了合心爽、倍他乐克后才慢慢缓解。我要衷心地感谢队员们对我的关心和帮助。

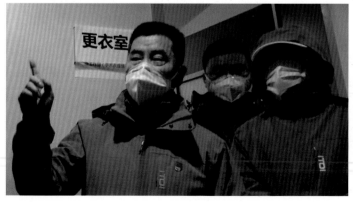

习近平总书记说："关键时刻冲得上去，危难关头豁得出去，才是真正的共产党员。"在这场与新冠肺炎的较量中，医疗队党员干部牢记初心和使命，身先士卒，亮身份、做表率，起到了很好的模范带头作用，体现了党员干部的责任与担当。党员的引领，战火的淬炼，使队员们的思想得到了升华、心灵受到了洗礼，所有非党员队员全部递交了火线入党申请书，9名队员火线入党。全体队员团结一致、不畏艰险、英勇奋战，体现了二院人"明德至善，护佑民生"的崇高境界。

在武汉奋战的50多天里，医疗队共收治重症患者94人，治愈出院73人，收到患者感谢信数十封，全体队员平安回家，圆满完成了党和国家交给的抗疫任务。医疗队的先进事迹被中央电视台新闻联播、焦点访谈等众多媒体报道10000多次。

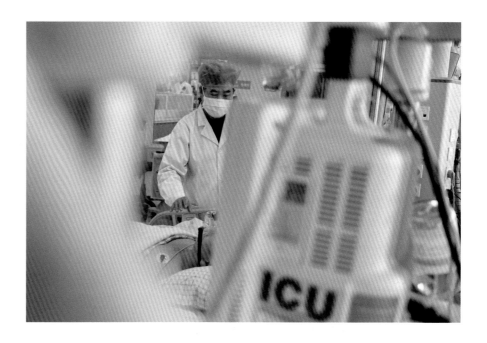

援武汉期间，队员们感受最深的是，没有大后方的全力支持，就不可能有前方的胜利！因此，我要特别感谢山东大学、山大二院的领导和同事们以及山大校友会的老师们，你们的牵挂和关怀、支持和帮助，鼓舞和感动着队员们，给了队员们战胜疫情的信心和动力。

我还要特别感谢队员们，他们用团结和爱心、英勇和顽强，打造了一支战无不胜的团队；他们用担当和奉献，谱写了一曲人间大爱的壮美诗篇。

去时风雪，归来春风，战无惧，归无恙，铁血丹心书汗青！

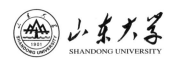

援鄂医疗队表彰会暨事迹报告会现场照片

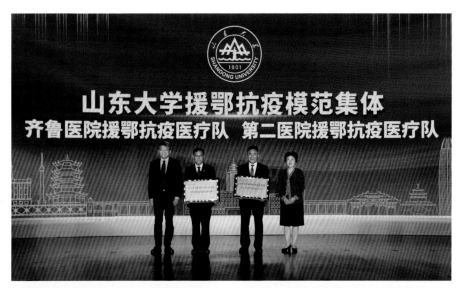

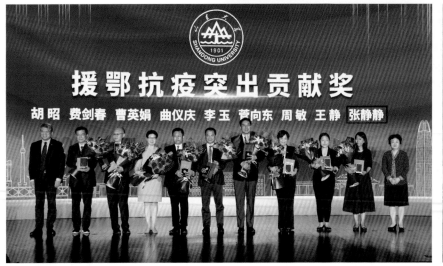

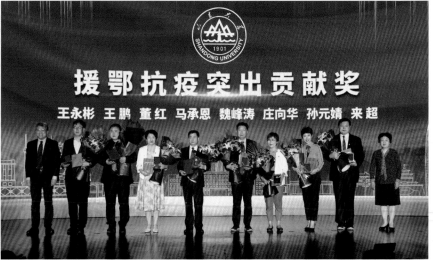

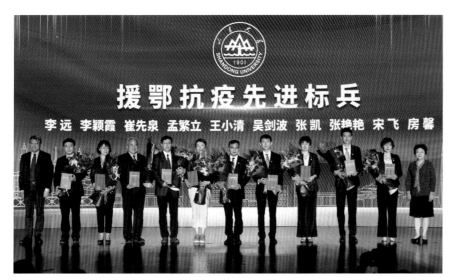

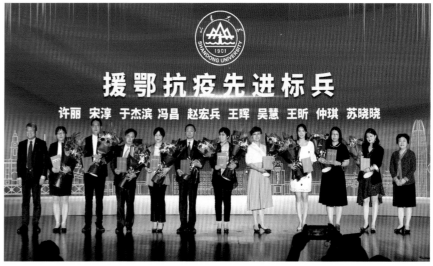

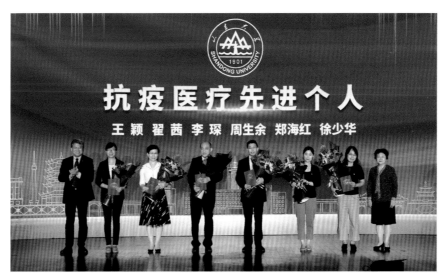

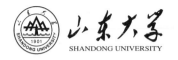

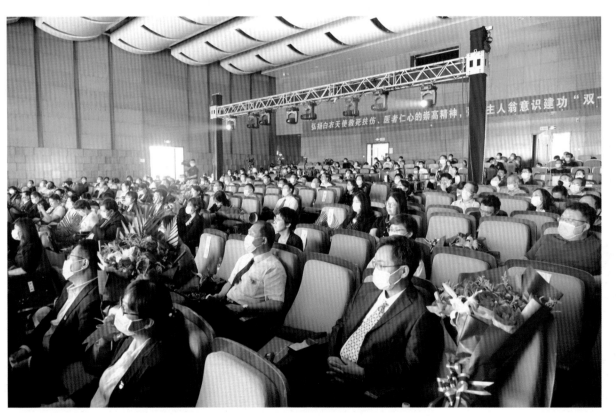

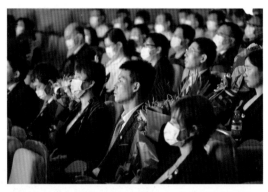

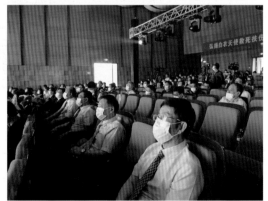

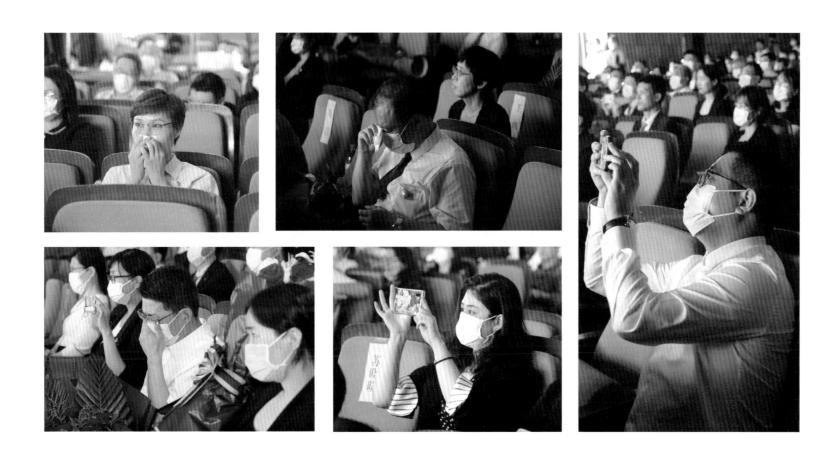

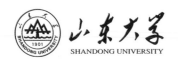

▌山湖相连，心手相牵

假如是因为从医才去背负沉重
你不会如此脚步匆匆
假如是因为名禄才去劈荆前行
你不会如此割舍亲情

口罩遮不住
你从容的面孔
还有眼镜后面
你那踏实而骄傲的目瞳

不是只有竞技场上才高呼加油

此刻的加油
除了鼓励还有期盼和珍重
不是只有春暖花开才释怀相拥
此刻的相拥
除了抒情还有沉甸甸的担承

撒开牵挂的手
懂爱的人
热泪中已不见风情
挥别远去的背影
懂美的人

鲜花中已难觅功名

不管哪里有疫情
有呼唤就有奔赴的英雄
纵使前路艰难 病毒狰狞
怎能阻隔你对祖国和人民的忠诚

有种爱
叫舍小爱为大爱胸中日月
有种情怀
叫山东湖北家国情怀气贯长虹

【图文摘自《百微山大》】

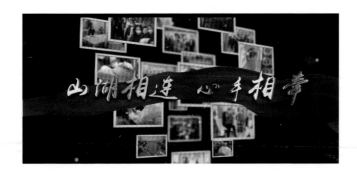

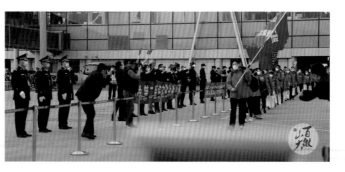

扫码查看相关视频

▎我们的选择

暴雨倾盆
所有汹涌中逆流而进的浪头
道合者相会
汇成一片波涛
照面 亲切呼唤 我们

暗夜无边
愿燃一身萤火驱散一隅黑暗的人
找到了彼此

燎为火苗火烛火炬火原
前方 殷切召唤 我们

人生海海
千帆竞逐时代洪流任浮沉
日新月异万象大千尽沉醉
可是 仍有人以渴望为鞋履
行走于汗水铺就的路途
坦荡、坚定的步伐

在心怀同样渴望的人心上
铿锵春雷的回响
凝聚复苏的力量

选择如谜
谜底只在道路尽头
又或许道路本身就是答案
三生有幸
在路上 遇见 我们

【图文摘自《百微山大》】

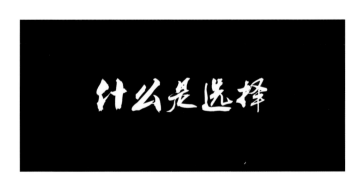

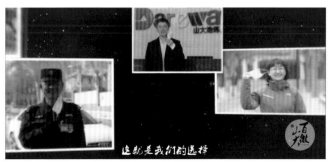

扫码查看相关视频

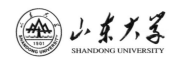

▌齐鲁医院援鄂国家医疗队寄语新生

　　面对突如其来的疫情，在这场没有硝烟的战场上，援鄂医疗队以精湛的医术、高尚的医德、过硬的作风，为战胜疫情贡献齐鲁智慧、齐鲁方案、齐鲁力量，筑起了安全防线，守护了生命健康，诠释了山大人的使命、担当、感恩和责任。

　　"千红万紫安排著，只待新雷第一声。"同学们，相信有了你们的到来，因疫情沉寂多时的校园又将焕发出生机。你们风华正茂，踌躇满志，希望你们惜时如金，塑造健全人格，保持笃实勤勉、不断进取的状态，铸就脚踏实地、推陈出新的姿态，常怀乐观豁达、心存浩然的心态，愿所有同学都能够不负年华，致知笃行，在大学时光留下青春最美的印迹！

▍山大二院援鄂国家医疗队寄语新生

　　青青校园，迎莘莘学子；恋恋秋风，伴意气书生。庚子岁月，家国共勉，白衣执甲战新冠；爽爽金秋，师生同贺，寒窗十载传佳音。翩翩少年，朝阳新露，人生为学，后浪推新。吾求索之山大，学无止境，书海墨香比丹桂；吾慷慨之山大，气有浩然，道义担当举乾坤。所学所思，终生受益，唯盼梁材，擎天大义！